OBSERVATIONS INTÉRESSANTES

En faveur de la Section de la Symphise du Pubis.

OUVRAGE dont le but est de répondre à un Mémoire des Médecins & Chirurgiens d'Arras, intitulé *Examen des faits relatifs à cette Operation, &c.* qui a été distribué le 23 Mai dernier.

Et de servir de suite aux recherches historiques & pratiques sur la même matiere, de M. ALPHONSE LEROY, Docteur en Médecine de la Faculté de Paris.

Par M. RETZ, Docteur en Médecine & Médecin à Arras, aggrégé au Collége des Médecins de la Faculté de Douay, Correspondant de la Société Royale de Médecine, de l'Académie des Sciences, Belles-Lettres & Arts de Dijon, &c.

Quos audacia non superbit ratio tuetur.

M. DCC. LXXVIII.

LILIGERORUM INVICTÆ GENTI.

Pro Clarissimo D. SIGAULTIO, Doctore Medico Parisiense, Inventore Sectionis Symphiseos pubis.

O fortunatam benè, te SIGAULTIE, gentem,
In matres hominum sollicitâ Arte potens!
Euge, resurgentes spinas sub passibus ejus
Arce, vel ignitas, undique face cremas;
Nam Deus à nobis gestorum præses Apollo
Ad medicos apices hâc docet ire viâ.

AUX FRANÇOIS.

Pour M. SIGAULT, D. Médecin de la Faculté de Paris, Inventeur de la Section de la Symphise du pubis.

O Nation fortuné, par ton moyen, SIGAULT, qui a trouvé dans ton art un secours si utile aux meres des hommes! éloigne les épine qui renaissent sous les pas de ce Sçavant, ou que ton flambeau, allumé de toutes parts, les consume. Car c'est par cette voye qu'Apollon, qui préside aux action des Médecins, les conduit au faite de la gloire.

OBSERVATIONS

INTÉRESSANTES

En faveur de la Section de la Symphiſe du pubis.

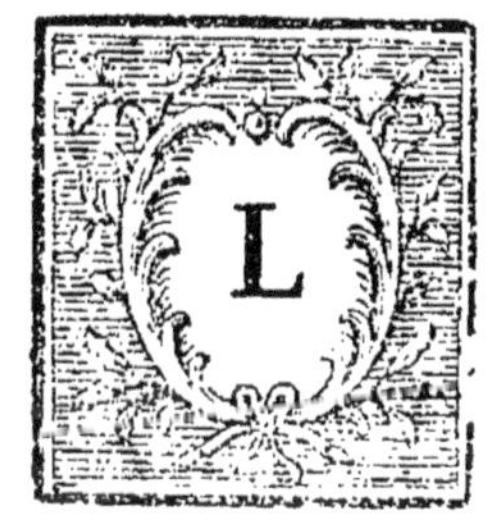

ES hommes ne croyent plus aiſément aux Sorciers, que l'on faiſoit autrefois périr dans les flammes: cela fait admirer la différence qu'il y a d'un ſiécle à un ſiécle. Nous voyons aujourd'hui une différence auſſi étrange dans le même ſiécle, la même année, d'un Pays à un autre.

M. Sigault, Médecin de la Faculté de Paris, fait avec ſuccès la ſection de la ſymphiſe du pubis, tout Paris l'admire & le loue, la Faculté de Médecine l'applaudit, & fait frapper ſur une médaille le nom de l'Auteur de cette heureuſe découverte, le Gouvernement l'encourage, le Monarque reçoit avec bienveillance un Livre qui contient le détail de trois de ces opérations faites avec le même ſuccès (1). Les Auteurs de la Gazette de Santé, tout le monde s'accorde à trouver cette opération *préférable à l'opération céſarienne*; pourroit-on le croire, ſi on ne l'avoit vu? à 40 lieues de cette Capitale, les Médecins & Chirurgiens d'Arras, ſeuls, s'élevent contre cette opération, & ſe liguent pour mettre au jour un Mémoire dans lequel ils blâment les Opérateurs & s'efforcent de leur inſulter.

Que le public étonné d'une conduite auſſi inouie des Citoyens envers leurs Conci-

---

(1) Cet Ouvrage eſt intitulé : *Recherches hiſtoriques & pratiques ſur la Section de la Symphiſe du pubis, par M. Alphonſe Leroy*, &c. Le rendu-compte de cette production par les Auteurs de la Gazette de Santé, finit en ces termes : » Tout eſt » préſenté dans cet Ecrit avec ordre, clarté, préciſion, diſcer» nement & ſagacité ; & cet Ouvrage, qui eſt celui qu'auroit » fait M. Sigault, ſi ſa ſanté le lui eût permis, donne à l'Auteur » des droits au partage de la gloire de la nouvelle opération. » Depuis la publication de cet Ecrit, *M. Rouſſel de Vauzelme* » a ſoutenu aux Ecoles de Médecine une Thèſe, dont la poſi» tion eſt : *An ſectio ſymphiſeos officium pubis admittenda*? Dans » laquelle il conclut affirmativement ; & où l'on trouve que » cette opération vient d'être faite de nouveau avec ſuccès à » Mons en Hainault, à Arras, à Spire dans le Palatinat, à » Francfort, &c.

toyens, des Confreres envers leurs Confreres, se rappelle cette Sentence du plus grand Médecin de notre siècle, M. Senac, premier Médecin du feu Roi: » Si la jalousie, si le » bas-intérêt, sources des plus indignes » manœuvres, éteignent parmi les Médecins » tout sentiment d'honneur & de probité, » leur indignité ne doit point rejaillir sur » l'Art, que quelques-uns cultivent toujours » en méritant la considération.

Je ne pénétre point les motifs qui ont engagé ces Médecins & ces Chirurgiens à m'adresser un acte d'hostilité; j'ai seulement à cœur de ne point être confondu par le public dans la foule de ceux que M. Senac a désignés. Cette raison & celle de mon amour pour la vérité me font prendre la plume; je répondrai, mais avec cette modération qui est le partage des hommes dont les lettres ont adouci les mœurs & poli l'éducation: je passe l'éponge sur les sarcasmes de mes Aggresseurs, & je crois y avoir répondu.

Verbis offendi morbi aut imbecillitatis argumentum est. CICÉRON.

C'est malgré moi qu'il entre dans mon plan de relever des inconséquences, des contradictions, des choses contre la vérité dont fourmille le Mémoire critique, & enfin des fautes contre les connoissances anatomiques; mais je commence par les excuser: quand on est obligé d'avoir recours au pinceau d'autrui pour avoir un tableau, dont les traits sont epars dans une vingtaine d'imaginations altérées par la passion, il est bien difficile d'obtenir la ressemblance.

Je suis d'autant plus obligé à relever ces erreurs, qu'il est de la plus grande conséquence d'en garantir les personnes dévouées à la pratique des accouchemens, & que le public se trouve trompé par des hommes desquels il a reçu le serment de leur fidélité & de leur dévouement, qui les avoit maintenu dans la sécurité contre une telle surprise. En cela je ne suis pas plus coupable que le miroir de la coquette surannée qu'elle veut briser parce qu'il lui a montré ses rides.

J'ai pensé de plus qu'il étoit de mon devoir de passer sur la douleur d'avoir à repousser une critique amère & indécente, pour prémunir les hommes contre les allégations inexactes par lesquelles on pourroit porter atteinte au bien public, en persuadant les personnes, dont les connoissances ne leur permettent pas d'être Juges dans une telle affaire, contre un secours aussi utile que la section de la symphise, & qui a reçu, à si juste titre, les éloges de tous les vrais amis de l'humanité.

FAIT.

Le 24 Avril dernier, Mrs. Retz, Médecin, & Lescardé, Chirurgien, furent appellés pour aider de leurs conseils & secours une Accoucheuse, qui avoit depuis deux jours entre les mains une personne en couche & à terme, qui étoit tourmentée violemment de convulsions, de vomissemens & de foiblesses allarmantes.

C'étoit une fille d'une quarantaine d'années, enceinte pour la premiere fois, dont l'enfant avoit la tête enclavée dans le détroit du bassin, de maniere qu'on ne pouvoit introduire seulement un doigt dans le passage.

Les remédes indiqués par les accidens n'ayant eu aucun succès, M. Retz examina plus attentivement la conformation du sujet : il remarqua qu'il étoit de cette stature dans laquelle les épaules très-larges, sans avoir de tumeur, semblent avoir acquis en plus ce que les hanches ont en moins. Il mesura de la crête de l'un des os des isles à celle de l'autre, la distance seulement de dix pouces, tandis que cette distance est de 14 à 15 pouces dans les femmes bien conformées, pour peu qu'elles soient robustes.

Il fut convaincu d'un défaut de conformation, qui formoit un obstacle à l'accouchement insurmontable à la nature, quand il eut reconnu que le détroit du bassin n'avoit au plus que 2 pouces 3 quarts de diamêtre. Au reste, le ventre, qui étoit prodigieux, faisoit prédire la grosseur du fœtus.

Le danger pour la vie de la mere & de l'enfant, firent bien voir à M. Retz qu'il étoit le moment pressant d'agir; il se détermina pour l'opération de la symphise, dont l'usage n'étoit plus contesté depuis la publication de quatre succès, qui lui avoient fait donner la préférence sur l'opération césarienne; M. Lescardé s'en acquitta avec la plus grande habileté.

L'écartement que procura cette opération fut d'environ 2 pouces; il fut sans doute assez considérable, puisque l'enfant sorti presque de lui-même immédiatement après le dernier coup de bistouri, qui avoit procuré la séparation de la symphise. Sa tête, mesurée après l'accouchement, avoit 13 pouces & demi de circonférence. Il fut baptifé.

Les accidens ne reparurent plus. L'opération n'en causa point d'autre, l'accouchée ne l'avoit point trouvée douloureufe. Elle fe trouvoit entiérement foulagée, elle dormit prefque toute la nuit fuivante, & fe tint fur fes jambes le lendemain pour aller à la chaife percée.

Cet état tranquille dura pendant les trois jours fuivans, pendant lefquels nous ne jugeâmes même pas avoir befoin de la précaution de faire adminiftrer l'opérée.

Mais le quatriéme jour après l'opération, la fuppreffion des lochies nous donna lieu de craindre que les fuites de l'accouchement ne fuffent pas auffi favorables que les fuites de l'opération.

En effet, les remédes indiqués en pareil cas n'ayant point réuffi à rétablir l'écoulement, & les mammelles étant reftées vuides de lait, le ventre s'eft météorifé, & nous avons fait adminiftrer la malade.

Elle mourut à fept heures du foir du 29, cinq jours après l'opération, avec les fymptômes de l'inflammation & de la fuppuration de la matrice, fuite ordinaire de cette fuppreffion.

Le cadavre étant devenu un ſujet précieux pour l'humanité, à cauſe des conteſtations qui s'étoient élevées parmi le monde médecin, touchant la nouvelle opération, M[rs]. Retz & Leſcardé ſignalerent leur zèle patriotique, en demandant au Magiſtrat qu'il fût ouvert ſous leurs yeux, & en préſence de tous les Médecins & Chirurgiens de la Ville, à deſſein d'examiner, SI LA SECTION DE LA SYMPHISE EST UTILE OU PRÉJUDICIABLE AU BIEN PUBLIC, c'eſt-à-dire, ſi les ſuites de cette opération avoient cauſé des accidens capables de la faire proſcrire, ou ſi le défaut de ſuites ſemblables étoit un argument propre à la faire adopter. La permeſſion fut accordée par un Jugement.

L'aſſemblée obſervera dans de toutes autres vues, les choſes ſuivantes :

1°. *Les grandes & petites lévres gonflées & gangrenées.*

2°. *La longueur de la playe d'un pouce & demi, & diſtante d'environ un pouce de la commiſſure ſupérieure.*

3°. *L'urethre ſans léſion.*

4°. *L'écartement des os pubis de deux pouces deux lignes.*

5°. *De l'arcade du pubis à la pointe du coccix, trois pouces & demi.*

6°. *De la partie moyenne du ſacrum, à la même partie du pubis dans ſa face interne, trois pouces.*

7°. *Le détroit du petit baſſin meſuré tranſverſalement, [les os pubis rapprochés,] deux pouces dix lignes.*

L'épaiſſeur des chairs n'a pas été évaluée.

En conſéquence de ces obſervations, les Médecins & Chirurgiens firent entr'eux le lendemain, un rapport auquel ils avoient obtenu que Mrs. Retz & Leſcardé ne fuſſent pas préſens, dans lequel ils concluent que le ſujet opéré, *n'avoit aucun vice de conformation dans le baſſin.* Ce rapport a été remis au corps municipal.

Mrs. Retz & Leſcardé ont cru devoir conclure que ce ſujet opéré, *avoit un défaut de conformation évident, même par l'expoſé des obſervations précédentes;* & ils ont dreſſé un rapport circonſtancié à ce ſujet, & en vue des ſuites de l'opération, qu'ils ont auſſi remis au corps municipal.

Cette différence d'opinion eſt vraiſemblablement ce qui a donné lieu au mémoire des adverſaires de M. Retz, auquel il a penſé qu'il étoit de l'intérêt du bien Public de faire les obſervations ſuivantes.

PREMIERE
OBSERVATION.

Ier. Trait contraire à la vérité. Page 2, derniere ligne. *Les Médecins & Chirurgiens ſentirent bien, que le motif de leur aſſemblée ne pouvoit pas être celui ſur lequel M. Retz avoit dreſſé ſa Requête.* [Pour obtenir l'ouverture du cadavre.] *Ils ſentirent bien qu'il avoient à décider non, ſi l'opération de la Symphiſe eſt utile ou préjudiciable au bien public*, (ſuivant les termes de cette Requête.) *Mais ſi dans le cas qui ſe préſentoit, elle avoit été déterminée par les circonſtances.*

Le contraire de cette aſſertion, eſt prouvé par l'expoſé du Jugement du corps municipal. Ce corps ne détermine même pas le but qu'il s'eſt propoſé, en permettant l'ouverture du cadavre que j'avois demandé; il eſt donc clair que le Jugement a été dicté purement & ſimplement, dans l'eſprit de ma Requête : ce qui ne peut avoir eu lieu autrement; car, où trouver un exemple que des hommes s'érigent impunément en Juges, d'autres hommes qui jouiſſent des mêmes prérogatives qu'eux ? La loi qui défend de ſe faire juſtice après avoir été inſulté, auroit-elle une exception en faveur des Médecins & Chirurgiens qui les y autoriſe, lors même qu'ils n'ont point reçu d'inſulte ? non aſſurément, aucun Médecin, aucun Chirurgien, ne ſeroit aſſez inſenſé pour donner ſon ſuffrage à cette exception, il ratifieroit ſa premiere Sentence.

L'opération dans le cas qui ſe préſentoit, avoir été inconteſtablement indiquée par les circonſtances du danger, pour la vie de la mere & de l'enfant, & plus que tout cela pour leur ſalut, j'y avois été déterminé par le défaut évident, de la conformation des os du baſſin de la mere. M. Retz avoit eu la bonne foi d'eſpérer, que ſes confrères dépoſant toute animoſité ou envie à ſon égard, en faveur de la cauſe publique, ſe ſeroient prêtés à examiner ſur le cadavre qu'il offroit, qui étoit le premier de cette nature, à examiner, dis-je, ſi l'opération avoit été ſuivie de quelques accidens capables de la faire proſcrire, ou ſi le défaut d'aucunes ſuites fâcheuſes, pouvoit terminer les débats des Médecins ſur ce ſujet, en la faiſant adopter. En diſant, Meſſieurs, que vous *ſentites* autre choſe à décider que cela, vous affichez la mauvaiſe intention qui vous a conduit à l'assemblée, & qui vous a fait écrire depuis, contre votre confrère.

» Quand on interroge la raison des hom» mes, ce sont leurs passions qui vous ré» pondent, ensorte qu'à les entendre, on » apprend bien plutôt à connnoître la person» ne qui parle, que la chose dont on parle. » M. IMBERT.

II. OBSERVATION.

II. Trait contraire à la vérité.

Même pag. 3, lig. 29, *la femme étoit morte le quatriéme jour après son opération.* *Lisez* le cinquiéme jour au soir. Cette faute est répétée plusieurs fois dans la critique. Quel intérêt de vouloir antidater un Extrait mortuaire de 24 heures ?... M. Retz a été appellé le 24 à 3 heures après-midi ; l'opération a été faite à 7 heures du soir, l'accouchée à reçu le Viatique le 28 au soir, & elle est morte le 29 à sept heures du soir. Il y a bien cinq jours pleins du moment de l'opération à celui de la mort. M. Retz a eu l'honneur de mander le matin du 29, à M. de Caumartin, alors Intendant de cette Province, l'état où cette fille se trouvoit depuis la veille & le prognostic fâcheux, qu'il étoit forcé de tirer de la suppression des lochies. (2).

III. *OBSERVATION.*

Même pag. lign. 31, *le Médecin & le Chirurgien nous firent observer*, &c. III. Trait contraire à la vérité.

Ni le Médecin ni le Chirurgien n'ont eu le temps de rien faire observer ; le Chirurgien étoit absent, on l'attendoit pour disséquer, & l'on avoit fait retirer le Médecin de l'assemblée ; la suite indiquera qu'elle fut la raison de ce procédé.

IV. *OBSERVATION.*

Même page, lign. 32. *Ils traduisoient un témoin que nous ne pouvions plus confronter, l'enfant étoit enterré.*

Voilà la mêche éventée, l'esprit de l'assemblée découvert, le mot de la ligue divulgué. Ces prétendus Juges s'étoient embrasés de l'idée qu'ils alloient instruire une procé-

---

(2) *Azyle ténébreux*, (lign. 11.) est fort bon de votre part, Messieurs, qui n'étiez peut-être jamais entré dans l'azile, dont vous parlez que cette fois à 6 heures du soir, du 30 Avril, le temps étant couvert. Les fleurs de rhétorique sont toujours de saison.

dure, *confronter des témoins*, &c. On ne s'étonnera plus si le bruit s'étoit répandu, qu'il s'agissoit d'un procès criminel, & si l'on citoit quelqu'un des ligués, pour avoir dit en se promenant & frappant du pied, comme un homme en fureur, *cela mérite punition*. [*].

V. *OBSERVATION.*

IV. Trait contraire à la vérité. Pag. 4, lign. 21. *On n'a trouvé aucun vice de conformation dans le bassin.* Ceci est tout ensemble un trait contraire à la vérité, une contradiction & une conséquence.

IERE. inconséquence.

IERE. contradiction. D'abord cette phrase : *on n'a trouvé*, &c. n'est point une des observations qui ont été faites sur le cadavre, elle est la conséquence qu'on avoit prémédité de tirer des observations qu'on alloit faire, dans le conseil de la ligue tenu pendant l'absence du Médecin & du Chirurgien qui avoient fait convoquer les ligués. Cela est assez évident parce qui a suivi.

On a trouvé : qui ? Les Aggresseurs de M. Retz ; il croit avoir reçu d'eux cette marque de

[*] Cet acharnement général de mes Confrères a eu son succès. On ne croit plus qu'il y ait à Arras un seul Chirurgien capable de faire une opération majeure ; & tous les malades de marque, implorent les secours des Medecins de Douay.

leur

leur haine. Mais lui, lui ? il a trouvé le contraire, & il en a déposé ses raisons amplement débattues entre les mains du corps municipal. Que l'on consulte son rapport, il contient réellement ce que M. Retz a signé, & M. Retz n'a rien signé autre chose touchant les observations faites sur le cadavre; voilà l'exacte vérité. M. Retz démontre dans ce rapport, le vice de conformation qu'on lui impute d'avoir avoué, par les observations même que ses adversaires auroient voulu faire servir à prouver le contraire.

VI. *OBSERVATION.*

Même page, ligne 25. *M. Retz signa*, &c.

V. Trait contraire à la vérité.

M. Retz n'a point signé cela il n'y a point d'exemple d'une inexactitude, pour ne pas dire le véritable terme, semblable à celle dont ses Aggresseurs avancent & répétent une dixaine de fois dans leur écrit, qu'il a signé un Acte qui est déposé au Greffe du Corps municipal, & qui est absolument sans signature.

Il est vrai que les témoignages de l'animosité des Médecins & Chirurgiens assemblés, lui firent désirer de voir écrites en encre, dès obſervations qui n'avoient été que tracées avec un crayon gris & fort pâle, ſur pluſieurs cartes que *M. de Larſé* devoit traîner dans ſa poche, peut-être juſqu'au lendemain, en attendant l'aſſemblée de 20 perſonnes, dont il avoit beſoin pour dicter les 20 lignes qui ſont rapportées à la pag. 5 de l'examen critique. (3).

Quand M. Retz eut obtenu que le prétendu procès-verbal fut liſible & ſuivi, il fit pluſieurs barres au bas de l'écriture, pour déſigner que l'aſſemblée n'avoit plus rien à y ajouter, mais non pas pour tremper dans une contradiction avérée par les obſervations qui y étoient compriſes. (4).

Où donc M. Retz a-t-il ſigné cette conſéquence abſurde, *on n'a trouvé aucun vice de conformation* ? Sera-ce ſur le rapport de ſes critiques, auquel il n'a point été préſent, & pour la grande opération duquel on avoit de même éludé la préſence de l'Echevin-

---

(3) Ce ſont ſans doute ces cartes écrites en crayon, dont ils veulent parler, quand ils diſent, *nous dreſſâmes ſur le champ un procès verbal.* Admirable forme de procès !

(4) Car les Médecins appellent eux-mêmes plus bas cette pièce, le détail anatomique pris ſur le cadavre, & ils diſent *qu'il leur ſervit à former leur délibération*, mais ce fut 24 heures après, & ſans témoins, dans l'azyle *lumineux* de M. *de Larſé*.

Commiſſaire, qui s'étoit cependant attendu à voir dreſſer un procès-verbal, c'eſt-à dire, la relation poſitive d'un fait préſent. Car, Meſſieurs, c'eſt de votre part un 6e trait contraire à la vérité, bien digne d'étonnement, d'avancer : *nous dreſſâmes un procès-verbal*, vous qui aviez demandé 24 heures de temps & de réfléxion pour travailler un chétif rapport.

VI. Trait contraire à la vérité.

VII. *OBSERVATION.*

Je n'ai compté que 20 lignes dans le rapport des 20 Médecins & Chirurgiens. Les 5 premieres n'y doivent point être compriſes, parce qu'elles ſont un 7e trait contraire à la vérité, que je redoute de préſenter au public : *nous aurions pouſſé plus loin nos recherches, & nous aurions examiné particuliérement les os innominés & l'os ſacrum ; mais les Chirurgiens opérans n'ont pu ſoutenir plus long-temps l'odeur de la putréfaction.*

VII. Trait contraire à la vérité.

C'eſt à M. Retz, Meſſieurs, à vous *traduire* à ce ſujet, *aux pieds du Magiſtrat*, qui avoit un de ſes membres pour témoin de vos opérations. Ce témoin & plus de 6 autres perſonnes de l'aſſemblée, (ſans compter celles qui auroient peut-être la bonne foi de se retracter,) pourront protester contre votre mensonge. M. Lescardé Chirurgien, opérant a articulé distinctement ces mots : » » Messieurs, ce n'est point assez, je vais vous » démontrer toutes les autres parties du ca- » davre, & finir pas détacher le bassin, pour » que nous l'observions plus aisément. » En effet, les parties de l'odeur la plus difficile à supporter, étoient enlevées, le reste n'avoit presque plus rien de fœtide, & on n'avoit pas observé l'essentiel; mais cet examen prolongé devoit tourner à notre louange, on l'avoit remarqué, on avoit prémédité de ne rien voir de plus, à fin de se prétendre en droit de reprocher ce dont on pouvoit voir le contraire démontré; en conséquence une partie de l'assemblée parut s'être donné le mot pour s'écrier tout d'une voix, *c'est assez*.

VIII. Trait contraire à la vérité.

Continuons l'analyse de ce rapport.

Les observations ci-dessus nous donnent lieu de croire, que les lévres ainsi que les parties internes du vagin, n'ont été tuméfiées, que parce que l'accoucheuse aura introduit trop fréquemment la main.

L'accoucheuse a déposé le contraire dans

ſon rapport compris au procès-verbal dreſſé par M. l'Echevin-Commiſſaire, touchant la maniere dont elle s'étoit comportée, avant de faire appeller M. Retz. Etoit-il néceſſaire d'avoir recours à un Jugement haſardé, qui peut être nuiſible, tandis qu'on trouve naturellement la cauſe de l'inflammation, qu'on a obſervée, ſans offenſer perſonne? La cauſe de la gangrenne a été l'inflammation, & l'inflammation l'effet de la ſuppreſſion des lochies. La premiere a été d'autant plus rapide & plus étendue, que les parties avoient éprouvé par la préſence du fœtus, qui les avoient preſſées pendant deux jours, le même effet qu'auroit été celui de coups portés par un inſtrument contondant. Sçavez-vous, quand on voit une telle gangrenne, depuis combien de jours l'inflammation a pu commencer? depuis 24 heures.

Au reſte, M. Retz a été témoin du contraire de ce qui a été décidé par les Auteurs du rapport. Il eſt ſingulier que l'envie de nuire de gens abſens, & dont l'unique devoir eſt de faire le bien, leur donne une telle pénétration, qu'ils eſpérent l'emporter, par une fauſſe conjecture, ſur le dire de trois perſonnes d'honneur, liées aux devoirs de leur état & à la vérité par des fermens. [*].

Car nous n'avons pas remarqué par l'infpection des os pubis, de l'os facrum & du coccix, qu'il y eut défaut de conformation.

Cette période eft répétée ainfi quelques lignes plus bas : *on pourroit ajouter beaucoup*

II. Inconféquence. *de réflexions fur cette opération ; mais nous nous contenterons d'obferver relativement au cas préfent, que fon inutilité nous a paru démontrée, tant par les circonftances qui fe font rencontrées, que pour la conformation des parties qui la contre-indiquoient.*

Ces deux phrafes font une répétition de l'inconféquence dont j'ai parlé dans l'obfervation V.

Je ne devrois pas parler de cette abfurdi-

I. Abfurdité. té : *Le bien public exigeroit la plus grande attention de la part de Mrs. les Officiers de la Police, à ce que cette opération de la Symphife & l'opération Céfarienne, ne puffent fe faire qu'après un choix de Médecins & de Chirurgiens inftruits, défignés par le*

---

[*] Ce procédé ne fera pas long-temps une énigme, pour ceux qui fçauront que les Chirurgiens qui ont aidé à ce rapport, fe difent Accoucheurs, ou bien ont leurs femmes accoucheufes.

Corps. (5) Comme si le choix des Médecins & des Chirurgiens, n'étoit pas déjà fait, pour les premiers, par les facultés, pour les autres, par leurs confrères même qui leur ont conféré la maîtrise. M. Retz ne veut point interprêter cet article; mais il répond à ceux qui paroissent l'avoir dicté: *non erat hic locus*. J'ai suivi le proverbe : *jeune Chirurgien*. Je n'envie point l'avantage opposé des Médecins qui ont eu la même intention.

De sorte que d'environ 25 lignes qui composent le rapport de 20 Médecins & Chirurgiens, 11 sont absorbées par 2 fautes contre la vérité, 8 établissent deux fois la même inconséquence, & 4 sont un absurdité. Il reste ces mots: *en conséquence, nous croyons qu'on auroit dû employer les moyens indiqués*, &c. auxquels je répondrai dans une des observations suivantes, à l'endroit où on me reproche d'avoir employé ces mêmes moyens.

IX. *OBSERVATION.*

Pag. 6, lign. 3, *Docteur en Médecine*,

(5) On a vraisemblablement eu dessein de dire ici, *la décision des Médecins & Chirurgiens instruits*; car, *un choix de Médecins & Chirurgiens*, n'est pas beaucoup propre à soulager des malades; il en est autrement *de la décision des Médecins choisis*.

(*de Reims*,) petit trait d'animofité auffi pitoyable, que ce propos du bas vulgaire, *qu'un nouveau Gradué de l'Univerfité de Reims, peut y faire après lui graduer fon mulet.* Cette Univerfité n'a pas befoin d'apologie auprès des perfonnes de fens; les hommes qui en occupent les chaires, font auffi fupérieurs aux critiques, que ceux-ci fe rendent inférieurs à tous les hommes, par leur miférable cheville. La célebrité de la plûpart de ces Profeffeurs n'eft point équivoque; on admire furtout leur union entr'eux & leurs manieres douces & encourageantes envers leurs jeunes confrères. Ce n'eft pas que M. Retz ait jamais fuivi les cours d'études en Médecine à Reims, il les a parachevées pendant trois années confécutives *à Douay*, après lefquelles il a choifi pour obtenir la prérogative de porter l'hermine, l'Univerfité où les cérémonies attachées à cette promotion, exigent moins de dépenfes qu'en l'Univerfité de Douay, de laquelle aucun des Médecins de la Ville d'Arras n'eft Docteur, mais feulement Licentié.

IX. *OBSERVATION.*

Pag. 8, lig. 8. *Nous difons qu'il eft indifcret d'emboucher la trompette, quand on n'a que deux cadavres à produire pour garans d'un ſuccès.*

Cette vieille épigramme ne porte pas au moins atteinte à la vérité ; mais elle renferme une inconſéquence bien ſurprenante ; *zoïle*, un enfant auquel on procure le baptême, une mere à laquelle on parvient à conſerver la vie aſſez long-tems pour qu'elle meure munie des Sacremens, ſont ſelon les principes de religion, des garans de ſuccès capables de faire emboucher la trompette. Ce ſuccès emporte avec lui un mérite que les détracteurs de M. Retz, en ſe reſpectant plus, auroient moins cherché à déprimer, & qu'on leur ſouhaite d'être toujours aſſez heureux pour obtenir. Pour la vie des malades, le terme en eſt fixé, nos jours ſont comptés par le ſuprême ordonnateur des mondes, comme les temps ſont marqués pour la révolution des aſtres. Quelle témérité, que dis-je, quelle impiété ſeroit celle d'un homme qui s'aviſeroit de blâmer le retour de la nuit ! ceux qui voudroient accuſer les cultivateurs de l'Art de guérir, de la mort leurs malades, ſeroient auſſi injuſtes ; & s'ils exerçoient la même profeſſion, ils ſeroient bien pis, ils ſeroient inſenſés ; ils porteroient un jugement contr'eux mêmes.

X. OBSERVATION.

Même page, lign. 34. *Les discussions que cette opération avoit fait naître.*

Il est vrai qu'il y a eu quelques discussions au sujet de l'opération de la Symphise ; mais le mémoire des Médecins d'Arras est autre chose qu'une discussion, personne n'a voulu l'appeller *diligens & accurata consideratio.* Aussi ces Médecins sont-ils peut-être les seuls qui aient jamais employé une telle maniere de discuter; ce n'est pas qu'il n'y ait ailleurs qu'à Arras, des Médecins aussi contraires au succès des bonnes choses, lorsqu'elles ne viennent pas d'eux; mais ils sont plus modérés. Les Auteurs de la Gazette de Santé dont le jugement est celui de tous les Médecins désintéressés, ont adressé cette phrase à M. PIET, Auteur d'une critique de l'opération de la Symphise. » L'Auteur eut peut-être » mieux fait dans l'hypotése qu'il faut quel- » quefois agir avec des instrumens tranchans, » d'employer les talens qu'on lui connoît, à » tracer la route qui peut conduire à la per- » fection de la nouvelle méthode, » *qui potest capere capiat.*

Mais les Médecins d'Arras ont mis leur

gloire à suivre les traces de M. PIET, ils ont même enchéri sur la conduite de cet Accoucheur, ils ont empêché M. Retz d'employer ses talens à tracer une route, ils ont refusé de continuer les observations sur le cadavre, dès qu'elles ont paru prêtes à tourner à l'instruction publique, parce qu'elles auroient en même-temps tourné à ses applaudissemens, à lui, qui, en proposant ces observations, avoit ouvert une route, jusqu'à présent unique, qui pouvoit conduire à la perfection de la nouvelle méthode.

XI. *OBSERVATION.*

Pag. 9, lign. 1. *Est-il prudent d'employer un moyen hasardeux*, &c.?

Graces au génie & au courage de M. Sigault, l'opération de la Symphise n'est plus hasardeuse, elle est sure comme l'opération de la taille, & infiniment moins dangéreuse. Ses succès reconnus depuis moins d'une année qu'elle a été inventée, sont au nombre de quatre. Son efficacité seroit confirmée par un bien plus grand nombre d'observations, si l'envie, cette passion qui est un aveu forcé du mérite qu'on n'a pas, ce fleau des connoissances humaines, qui s'attache au mérite des autres, comme la rouille s'attache au fer, n'avoit ſoulevé la timidité pour la proſcrire.

Que faut-il de plus en faveur de cette opération? Elle eſt indiquée par la nature même : dans les jeunes ſujets, la Symphiſe s'écarte quelquefois d'elle-même par un accouchement pénible, tous les Auteurs qui ont traité la matiere des accouchemens, en conviennent. Mais ô nature! les envieux ne vous conſultent pas ; c'eſt ce qui multiplie les difficultés que l'on rencontre, lorſqu'on veut reculer les limites de l'Art de guérir! Pourquoi un Médecin eſt-il ignorant? c'eſt que la nature eſt muette pour lui, ou qu'il ne ſçait pas l'interroger. Pourquoi les Médecins ſçavans n'inſtruiſent-ils pas les autres comme ils le pourroient? c'eſt que les ignorans les déchirent.

XII. *OBSERVATION.*

Pag. 9, lig. 4. M. Retz eſt jeune, &c. Tant mieux, il promet d'aller plus loin. (6).

---

(6) *M. Retz eſt intéreſſé à ne pas ſe laiſſer intituler le Médecin imprudent.*

En cela, Meſſieurs, nos intérêts ſont communs, quand l'opération de la Symphiſe ſera univerſellement accueillie, comme elle ne peut manquer d'être, alors vous aurez fait vous même votre intitulé. *pag. 17, derniere ligne de votre critique.*

M. Retz en un mot débute.

Oui, même assez heureusement, on n'en veut pas d'autre preuve que l'animosité de ses confrères, qu'il a bien pu exciter à lui faire l'honneur d'écrire contre lui, eux dont la plupart n'ont jamais voulu lui parler, & dont quelques-uns ne lui ont jamais rendu ni les visites consacrées par les temps, ni le salut d'usage qui caractérise la rencontre de deux personnes, placées au-dessus du commun par leurs qualités sociales. M. Retz a reçu dernierement à ce sujet, une Epitre en vers pleine de bon sens, qu'il auroit coûté à sa modestie de publier, elle exprime finement cette idée de M. IMBERT, quand il parle des jaloux, dans sa Préface aux reveries philosophiques.

» En littérature, il ne faut pas s'allarmer
» du bruit que fait le public, mais de son si-
» lence. » (7).

(7) Cette Epitre finit ainsi.
Une tempête en mer fait peur au passager,
élevé loin d'aucun rivage,
Quand il entend jurer les nautes éperdus
Il les croit certains du naufrage;
Il a tort mon ami, c'est s'ils ne jurent plus
Qu'on a droit de trembler.

XIII. *OBSERVATION.*

Même page, lign. 7. Un seul Chirurgien qui n'avoit jamais fait cette opération.

M. Lescardé avoit fait cette opération plusieurs fois sur le cadavre ; il l'a bien prouvé par l'adresse avec laquelle il s'en est acquitté; il n'a endommagé aucune des parties voisines ; il a même conservé l'urethre en son entier, chose en laquelle M. Sigault n'avoit point été assez heureux de réussir. Quelle méchanceté de vouloir déprimer un habile homme, qui fait avec succès une opération difficile, parce qu'il ne l'avoit jamais faite auparavant. La premiere fois qu'un Chirurgien fait la saignée, merite-t-il d'être blâmé de l'avoir faite, quand il n'a blessé ni le tendon ni l'artere ? ô vous, pour la plûpart, qui avez signé le mémoire critique, combien *le cœur & la main* ont dû vous *trembler*, plus qu'à M. Lescardé quand il fit la section de la Symphise, si vous vous êtes rappellés certaines opérations que vous avez toujours eu l'opiniatreté de répéter, sans avoir jamais réussi ! [8].

[8] *On n'agit pas dans les ténébres, quand on cherche à faire le bien.* Vous sçavez Lecteur cette belle comparaison de M.

XIV. *OBSERVATION.*

Même page, lig. 22. Cependant si M. Retz avoit eu la confiance d'appeller quelques-uns de Nous, &c.

(9).

Mais M. Retz ne dit pas Messieurs, que quelques-uns de vous ait mérité sa confiance. Votre proposition dans quelque sens qu'on l'a prenne, est absurde; elle emporte toujours l'idée de l'intérêt ou de votre vogue, ou de votre fortune; or, ce n'est pas la méthode des gens d'honneur, qui exercent notre profession, de s'ériger en despotes de la confiance, ni de la bourse de ceux qui ont recours à leurs services.

A coup sur, le frère Côme qui fit l'opération de la Taille au deuxiéme personnage

---

ROLLIN, touchant les épis bien ou mal grenés, » le faux sçavant, dit-il, est comme une épi vuide qui porte sa tête droite & altiere, tandis que le vrai sçavant est modeste comme l'épi chargé de grains, qui n'éleve point la tête au-dessus des guerets. »

(9) *Parce que vous dites ensuite: qu'une maladie ajoutée à une autre maladie, ne guérit jamais la premiere*, vous faites un éloge sçavant de toutes les opérations de Chirurgie, du Trépan, de la Tithotomie, des Cauteres. Vous n'avez donc jamais ajouté ces maladies à d'autres pour guérir celle-ci? hommages à vos connoissances.

du Royaume, que nous avions vu commander dans cette Province, & que la France perdit des suites évidentes de cette operation, le frère Côme, dis-je, *seul temoin comme seul Acteur de la Scene*, n'a jamais entendu personne de la cour, lui adresser un pareil reproche, qui, s'il étoit fondé, obligeroit tous les cultivateurs de notre Art, à demeurer oisifs.

Cette pauvre objection ne vint pas non plus à l'esprit des membres de la plus célébre faculté de l'Europe, qui, connoissans le prix des momens, & sçachant juger de l'urgence des cas, ne penserent qu'à complimenter Mrs. Sigault & le Roy, qui, *seuls témoins comme seuls Acteurs de la Scene*, avoient fait la premiere fois, l'opération de la Symphise sur la femme Souchot.

Au reste, M. Retz se tait ici sur une contradiction de ses confrères, lesquels ont toujours refusé de venir avec lui auprès des malades, lorsqu'il les a fait appeller, & qui disent aujourd'hui: *si M. Retz avoit eu la confiance d'appeller quelques-uns de Nous*. M. Retz n'est pas plus curieux de sçavoir la raison de leur refus de fait, que de leur invitation par écrit; tout ce dont il désire de persuader

persuader le public, c'est qu'il n'a jamais refusé de visiter les malades avec ses confrères, parce qu'il connoît ses devoirs, (10) & que certes il ne craint point l'examen.

Il n'est pas besoin d'ajouter que M. Retz, en ne faisant appeller personne dans le cas dont il étoit question, s'est astreint aux devoirs des gens de l'Art, envers les personnes dont il est essentiel de *dérober la foiblesse à la honte*. Il s'agissoit d'un accouchement clandestin.

XV. *OBSERVATION.*

Même page, lig. 28. *On auroit pu dire à M. Retz, que l'indication la plus préssante étoit alors de modérer l'inflammation.*

Vous êtes doüés, Messieurs, d'un discernement bien supérieur; HYPOCRATE voyoit les malades, les revoyoit, & ne déclaroit encore les indications qu'en tremblant d'avoir échappé quelques circonstances, dont une seule qu'il auroit omise, pouvoit lui faire com-

---

(10) Ces devoirs sont prescrits par un des articles du serment d'Hypocrate : » & de me communiquer volontiers, » tant pour les choses qui regardent l'art, que par des liaisons » d'amitié, à tous les candidats qui auront été reçus au serment » de Médecin, & de les traiter en fréres, sans en excepter » aucun. » *ô tempora! ô mores!*

mettre une erreur meurtriere; c'eſt cette grande aſſiduité, cette défiance de ſes propres yeux, qui a conduit ſur les traces d'Hypocrate, les *Sydenham*, les *Boerrhaave*, les *Lieuthaud*, au ſuprême dégrè de la gloire acquiſe par les ſuccès dans la pratique; mais tous les grands hommes ne ſont pas connus à l'univers: les Médecins d'Arras proférent les indications à remplir dans les circonſtances les plus difficiles, même auprès des malades qu'ils ne voyent pas (11).

Le conſeil que M[rs]. les Médecins auroient donné à leur confrère M. Retz, auroit été celui de ſe rendre coupable du double homicide de la mere & de l'enfant, par une tranquille expectation. M. Retz doit ſe ſçavoir bon gré d'avoir été auſſi circonſpect ſur ſa confiance, tels ne ſont pas les avis qu'il croit pouvoir s'accorder avec le cri de ſa religion; M. Retz voulant éviter le double crime d'homicide, avoit à choiſir entre ces deux parties, ou de faire l'opération céſarienne; (mais on a décidé que celle de la ſymphiſe lui eſt

(11) » Les Médecins prudens & conſommés prédiſent peu. » [*Hypocrate Aph. 7, Sect. 8.*] Ils ſont bien plus circonſpects, quand il s'agit des indications à remplir.

préférable, en effet, celle-là eſt preſque toujours mortelle,) ou de faire tuer l'enfant pour le tirer par morceaux, puiſque le chef de l'indication étoit l'impoſſibilité de ſon paſſage, à cauſe du reſſerrement contre nature des os du baſſin ; or, cette opération a été déclarée criminelle par tous les Peres de l'Egliſe, & notamment par la conſultation de la Sorbonne, du 16 Avril 1648. Il reſtoit à M. Retz un moyen, il l'a employé, il a fait l'opération accueillie favorablement de la ſymphiſe : en la faiſant, il étoit ſûr de ſe diſpenſer de commettre un crime, il étoit ſûr d'aſſurer le ſalut de l'enfant qui devoit périr dans le travail, ſans avoir reçu le baptême ; il étoit ſûr en chaſſant les accidens tels que les convulſions, le vomiſſement, &c. de mettre la mere dans le cas d'obtenir le même bonheur, par les Sacremens qu'elle n'auroit pu recevoir, à cauſe du vomiſſement, il eſperoit leur conſerver la vie à tous deux : pouvoit-il mieux?

XVI. *OBSERVATION.*

Pag. 10, lig. 6. *Qu'il nous permette, &c.*

La mauvaiſe plaiſanterie qui regne dans cette longue période, touchant les remédes qu'on ſuppoſe que M. Retz a employés contre l'enclavement de la tête de l'enfant, eſt d'autant plus déplacée, qu'elle tombe plus ſur les plaiſans eux-mêmes, que ſur celui qu'ils ont eu envie de plaiſanter. Voici les 4 lignes contenues au rapport des Médecins ſur leſquels nous n'avons pas prononcé : *en conſéquence, nous croyons qu'on auroit dû employer les moyens indiqués par les grands Maîtres, comme ſaignées, fomentations, lavemens, & même de légères inciſions ſur les parties tuméfiées.* Eh bien, Meſſieurs, vous recommandez les mêmes moyens que ceux que vous plaiſantez M. Retz, d'avoir employé ; il eſt vrai que vous y ajoutez les inciſions, que M. Retz n'avoit pas jugées convenables. Falloit-il une ſi longue ironie, pour dire que les inciſions ſont plus propres que les autres moyens que M. Retz a employés, à favoriſer la ſortie de la tête d'un enfant enclavée dans le détroit du baſſin ? Cette découverte, Meſſieurs, mérite d'être conſacrée; quelle reſſource efficace, ſcarifier des chairs pour procurer une dilation des os que vous allez avouer avoir été néceſſaire d'un pouce, pour que l'enfant eut le paſſage libre !

Mais la thèſe par laquelle vous avancez

que l'on a employé ces ſecours pour l'enclavement, eſt une telle inconſéquence qu'on ne conçoit pas comment elle a pu être commiſe: *c'eſt avec ces ſaignées, &c.* que l'on a combattu l'inflammation qui augmentoit évidemment l'obſtacle; mais c'eſt par l'opération de la ſymphiſe que l'on a procuré la ſortie de la tête enclavée, & qu'on a ôté la cauſe de l'inflammation. On a dit dans les Affiches de Picardie, & M. Retz l'approuve que *les ſaignées & les fomentations n'ont pu favoriſer la ſortie de cette tête*, préciſement pour faire voir que l'obſtacle étoit autre que celui de l'inflammation; cela n'étoit pas bien difficile à comprendre.

XVII. *OBSERVATION.*

Même page, ligne penultiéme. *M. Retz eſt donc bien perſuadé que quand le diamêtre de la tête d'un enfant, ſurpaſſe le diamêtre du détroit inférieur, il faut recourir à l'opération de la ſymphiſe.*

M. Retz trouve ſurprenant de ſe voir vexé juſques dans ce qu'il peut penſer, & qu'on le pénétre aſſez mal-adroitement, pour inférer de ſes prétendus ſentimens une conſéquence fauſſe & abſurde. M. Retz juge, puiſqu'on l'excite à porter ſon Jugement, que dans le cas très-preſſant pour un homme de l'Art attaché aux dogmes de ſa religion, où la mere & l'enfant ſont ſur le point de périr dans un accouchement difficile, ſans eſpérance pour le ſalut de leur ame, on doit agir de maniere à ſauver ces ſujets, ſinon de la mort, dont le moment eſt marqué par Dieu, du moins des ſouffrances éternelles qui peuvent ſuivre ce moment. Les Auteurs de la Gazette de Santé qui ont inſeré dernierement les nouvelles queſtions de M. Retz, relatives au accouchemens difficiles, acheveront ſa réponſe. [12].

---

(12) Nouvelles queſtions à réſoudre, relatives aux accouchemens difficiles, propoſées par M. Retz. [*Gazette de Santé du Jeudi 30 Avril 1778.*]

Y a-t-il des cas où la religion & les loix preſcrivent aux gens de l'Art, une inaction qui peut devenir la ſource d'un double homicide?

Ne peut-il pas y en avoir où elles autoriſent l'opération céſarienne, & d'autres où elles permettent de ſacrifier l'enfant, pour faire diſparoître les accidens qui mettent en danger, la vie de la mere?

Si ce dernier fait eſt poſſible, quel eſt le moyen d'y déterminer les Chirurgiens fondés dans leur refus, ſur la déclaration des peres de l'Egliſe, & les Conſultations de la Sorbonne?

Si l'opération céſarienne eſt le ſeul ſecours praticable, quel moyen de ſurmonter la réſiſtance encore plus forte, & ſans doute auſſi bien fondée, d'un mari, d'une famille?

Réponſe des Auteurs de la Gazette.

» Les nouveaux ſuccès obtenus par l'opération de la ſym-

XVIII. *OBSERVATION.*

Pag. 11, lig. 6. *Le diamêtre du détroit inférieur.*

I. faute contre l'anatomie.

Meſſieurs, que voulez vous dire par *détroit inférieur*? mon oreille n'eſt point faite à ce langage peu anatomique. On connoît les diamêtres de l'intérieur du baſſin, le Supérieur, le moyen & l'inférieur; *M. de Haller* va dans l'inſtant me dicter leurs juſtes dimenſions; mais je ne connois qu'un détroit, lequel n'eſt ni ſupérieur ni inférieur. C'EST UN REBORD OSSEUX QUI FAIT INTÉRIEUREMENT TOUT LE TOUR DU BASSIN, ET SÉPARE LE GRAND BASSIN DU PETIT. [*Dictonn. de Chirurgie, en 2 vol, in-8°. à l'uſage des étudians en Médecine & en Chirurgie.*] Eſt-ce ce contour que vous appellez *détroit inférieur*? Eh bien, il a quatre pouces de diamêtre dans les femmes bien conformées, & non pas 2 pouces 10 lignes, comme notre cadavre. Eſt-ce vraiment du contour inférieur

---

» phiſe, peuvent ſervir à réſoudre la plûpart de ces queſtions; » mais la grande difficulté conſiſte à déterminer & à ſpéſifier » les cas, » &c. Pourquoi donc avoir enlevé à M. Retz un moyen auſſi efficace, que la ſuite des obſervations à faire ſur le cadavre qu'il avoit préſenté, de contribuer à déterminer ces cas?

que vous avez voulu parler ? ſon diamêtre eſt de cinq pouces, vous allez l'apprendre inceſſamment.

Ce détroit, donc, [que M. Retz n'a point appellé inférieur,] *avoit, dit M. Retz, deux pouces trois quarts, les trois quarts d'un pouce donnent neuf lignes, ainſi ce diamêtre avoit ſelon lui deux pouces neuf lignes, M. Retz en a ſigné dix.* [On ſçait que je n'ai pas ſigné cela,] *& une ligne de plus n'eſt pas à négliger.*

Cela eſt une puérilité : M. Retz avoit eu la précaution de meſurer, autant qu'il l'avoit trouvé poſſible, le diamêtre du détroit du baſſin avant de ſe déterminer à faire l'opération, il avoit reconnu que ce diamêtre n'étoit que de deux pouces trois quarts, comme M. Sigault avoit été déterminé à opérer la femme *Souchot*, ſur ce qu'il ne lui avoit trouvé ce diamêtre que de deux pouces & demi. Certes ce n'eſt pas, à M. Retz, avoir le coup d'œil mal juſte, & cela ne prouve pas de légères connoiſſances anatomiques, que d'avoir déterminé l'intervalle des os du baſſin d'une femme vivante & prête d'accoucher, tel à une ligne près, qu'il a été meſuré au compas, ſur le cadavre auquel on avoit enlevé tous les lambeaux de chair qui recouvroient les os. (13).

XIX. *OBSERVATION.*

Pag. 12, lign. 13. *Voilà la quantité excédente du diamêtre de la tête, c'eſt un pouce.* X. Trait contraire à la vérité.

Je veux bien ſuppoſer pour un moment qu'il n'y a point d'autre différence de diamêtre à la tête & au baſſin que ce pouce : votre géométrie étant en défaut, eſpérez-vous par le moyen de votre logique, qu'un corps *du diamêtre de 4 pouces 6 lignes*, traverſera un détroit qui n'a que *3 pouces 6 lign.* Cela doit moins s'appeller *compter ſur la bonhommie* des autres, qu'être ſoi-même bonhomme.

---

(13) Encore cette diſtance de 2 pouces 10 lignes, trouvée au diamêtre du détroit du baſſin du cadavre, n'a-t-elle été admiſe qu'après la 3e. ou 4e. épreuve des Chirurgiens chargés de lever ces dimenſions. A ce ſouvenir, je ne puis m'empêcher de rire : à la 2e. épreuve M. Arrachart, Chirurgien, ne trouvoit encore les deux branches de ſon compas, éloignées que de 2 pouces 8 lignes, il fit une 3e. tentative, eſpérant qu'elle lui feroit plus heureuſe; en effet, il trouva cette fois 2 pouces 10 lignes, & ſe relevant tout triomphant, il s'écria dans ſon enthouſiaſme : *ah, nous avons donc gagné 2 lignes*; à quoi M. Retz répliqua, » vous croyez donc que nous les avons » perdues. »

Mais les chairs, Meſſieurs, les chairs que vous avez trouvées ſuivant votre rapport *très-tuméfiées*, vous les avez oubliées par un ICe trait contre la vérité; car négliger de dire le vrai, ou dire le contraire, ſont une ſeule & même choſe pour des gens mal intentionnés. Quoi, votre mémoire ſi favorable pour vous faire employer une ligne que je n'ai pu deviner auſſi bien que vous, lorſque vous avez eu le compas ſur les os nuds, a été aſſez ingrate pour ne pas vous rappeller cette obſervation écrite de votre main: *l'épaiſſeur des chairs n'a point été évaluée.*

Or, ces chairs, tant à cauſe de leur volume naturel, que de leur tuméfaction, occupoient un eſpace au moins de 4 lignes de chaque côté; mais je vous laiſſe mettre en oubli ces 8 lign. Vous allez voir qu'il n'en ſeroit pas beſoin même à un éleve un peu inſtruit, pour démontrer le défaut de conformation que vous avez nié. Vous allez ſçavoir que le *diamêtre du pubis intérieurement à la pointe du coccix*, que vous avez trouvé *de 3 pouces 6 lignes*, [pag. 12, lig. 12.] & que vous ſontenez être dans l'ordre de la nature, doit être de cinq pouces pour qu'un ſujet ſoit bien conformé. Vous donniez, Meſſieurs, au public de bien plus belles *nouveautés*, qu'une *nouvelle opération* : une nouvelle régle de conſtruction pour la charpente humaine ! mais vous ne ſerez pas mes Architectes. (14).

XX. *OBSERVATION.*

Même page, lig. 21. *D'après cette aſſertion nous demandons ſi le vice de conformation, doit être attribué aux os du baſſin ou à la tête du fœtus*?

Je pourrois répondre, Meſſieurs, à tous les deux ; mais je vous laiſſe encore oublier le volume conſidérable de la tête du fœtus que nous avons réuſſi à faire ſortir par le moyen de la ſection de la ſymphiſe. Nous voici à vos fautes les plus eſſentielles contre les connoiſſances anatomiques. Permettez qu'un Médecin *jeune & qui débute*, vous rappelle les leçons ſuivantes contre leſquelles,

(14) S'il étoit décent de *défier*, ce ſeroit ici le lieu d'employer cette diction ; mais j'invite les Médecins d'Arras à rapporter ſeulement une autorité qui ſerve de fondément à leur opinion, qu'une femme a le baſſin dans l'état naturel, quand le diamêtre du détroit n'a que 2 pouces 10 lignes, [je ne parle pas du diamêtre inférieur, qui doit être de cinq pouces ;] ils la chercheront envain.

entre-nous, vous avez eu tort de vous élever à la face du public. (15).

II. faute contre l'anatomie. I. Leçon.

Le volume de la tête d'un fœtus ordinaire qui eſt à terme, eſt d'un pied de circonférence. Un pied donne 4 pouces de diamêtre; il s'enſuit que, quand la tête de l'enfant que nous avons obtenu, n'eut été qu'ordinaire, elle auroit encore ſurpaſſé d'un pouce deux lignes, le diamêtre du détroit qu'elle devoit traverſer, lequel a été trouvé dépouillé de chairs, de 2 pouces 10 lignes.

III. faute contre l'anatomie. II. Leçon.

La circonférence du détroit du baſſin d'une femme bien conformée eſt toujours d'un pied, (ce qu'il étoit néceſſaire à l'Auteur de toutes choſes d'avoir établi reſpectivement au volume de la tête des fœtus, pour maintenir la population,) par conſéquent de 4 pouces de diamêtre. La fille dont vous avez vu le cada-

---

(15) En médecine, on le ſçait trop, il eſt fréquent de diſputer long temps, ſans jamais tomber d'accord; C'eſt bien pis, lors que les Médecins diſputent ſur la géométrie. Soyons de bonne foi, il n'y a que les bons Médecins & les bons Géométres qui s'accordent; mais nous ne ſçavons pas ſeulement *les élémens d'Euclide*, ainſi jamais de paix. Or, ſans être obligés d'avoir recours à Mrs. Dalembert ou de Buffon, pour terminer notre différend, voyons des cadavres, étudions-les, & ne noyons pas dans le raiſonnement, des choſes de fait que chacun peut ſe démontrer. Ceux qui manquent de cadavre qu'ils s'en tiennent aux autorités.

vre, avoit donc un défaut de conformation marqué par un retrécissement du diamêtre des os du bassin, d'un pouce 2 lignes.

Si vous ne voulez pas m'en croire, écoutez le célébre Baron *de Haller*, qui a fait l'article *bassin* du Dictionnaire Encyclopédique. » Les mesures du bassin répondent exactement » à la grandeur la plus ordinaire de la tête » du fœtus; de l'os pubis au sacrum, il y a » au contour supérieur 4 pouces, ce qui est » le petit diametre de cette tête : au milieu » cinq, & cinq à la partie inférieure, » chaque mot est un rayon de lumiere. (16). III. Leçon anatomique

Suivons plus loin le sçavant Professeur Allemand. » La distance des os pubis au sacrum » est souvent extrêmement petite dans des » personnes contrefaites, elle n'a quelquefois » que 2 pouces & moins encore : il est im- » possible alors que l'enfant puisse passer par IV. Leçon anatomique

(16) Comparez les dimensions que vous avez levées avec ces régles fondamentales. 5°. *De l'arcade du pubis à la pointe du coccix, 3 pouces & demi* : c'est ce que M. de Haller appelle au contour inférieur ; il falloit 5 pouces... 6°. *De la partie moyenne du sacrum, à la même partie du pubis, dans la face interne, trois pouces* : c'est au contour moyen; il falloit aussi 5 pouces, pour que le sujet que vous avez vu fut bien conformé. Vous voyez que je ne parle même pas de votre dimension de 2 pouces 10 lignes, qui rend le vice de conformation bien plus évident.

» ce détroit, & la mere ou l'enfant doit pé» rir, & souvent l'une & l'autre. » On ne pratiquoit point encore la section de la symphise.

V. Leçon anatomique C'est une femme qui va vous parler : Me. LE BOURSIER DU COURDRAY, Auteur d'un *abrégé des accouchemens*. CHAP. XX. *de l'accouchement laborieux à cause du passage trop étroit* : cet obstacle se rencontre, » lorsque les os, au lieu de laisser entr'eux un » espace d'environ quatre pouces & quel» ques lignes, qui est le plus ordinaire, la » distance de l'un à l'autre n'est que d'en» viron 2 pouces & quelques lignes ».

VI. Leçon anatomique Les os du bassin se désunissent d'eux-mêmes, dans les accouchemens laborieux ; mais cela n'arrive plus à l'âge de 40 ans. On dit aussi que la tête du fœtus s'allonge & s'étrécit : oui ; mais il n'y a que les os du crâne qui s'étrécissent un peu quelquefois, la face qui ne peut s'étrécir, conserve toujours un diamêtre d'environ 4 pouces, pour peu que l'enfant soit robuste.

Il s'ensuit de ces leçons & de plusieurs autres que je pourrois ajouter sur le même sujet, qu'on ne pourroit rétrécir le diamêtre de la tête d'un enfant à terme, au terme de 2 pouces 10 lignes, qui feroit l'étendue du diamêtre du détroit du baſſin d'une femme, ſans écraſer le cerveau, qui eſt un des organes les plus eſſentiels à la vie, & que ſi les femmes étoient dans l'état naturel, lorſque le détroit de leur baſſin n'a que 2 pouces 10 lignes de diamêtre, le rétréciſſement néceſſaire à la tête des fœtus pour traverſer ce paſſage, détruiroit la race humaine.

Je ſuis fâché, Meſſieurs, que vous m'ayez forcé à préſenter au public, ce parallelle de mes connoiſſances anatomiques & des vôtres. Lequel aimez vous mieux que l'on croye ou que vous étiez dans l'erreur, ou que vous avez avancé à eſcient, des choſes contraires à vos principes dans le deſſein de me nuire? ceci du moins ne peut fournir aucune conſéquence défavorable à vos connoiſſances pratiques.

XXI. *OBSERVATION.*

Pag. 13, lig. 5. *Vous dites que l'aſſemblée a trouvé l'opération bien faite & un défaut évident de conformation qui l'a rendue néceſſaire.*

XI. Trait contraire à la vérité.

M. Retz devroit ſe retracter, il en convient, s'il avoit dit que ſes critiques ont trouvé cela; mais jamais de leur part que des données, des propoſitions gratuites. Où M. Retz a-t-il parlé ainſi ? en quel endroit l'a-t-il écrit? *On mande d'Arras*: M. Retz s'appelle-t-il, *on*? Cependant il eſt bien loin de déſapprouver l'hiſtoire qui a été inſérée dans l'Affiche d'Amiens. Cette hiſtoire eſt vraie quant au fond ; mais ſi celui qui l'a fait inſérer, a eu deſſein de dire que les Médecins d'Arras *ont trouvé l'opération bien faite , &c.* M. Retz n'approuve pas qu'il ait parlé ainſi ſans connoître l'eſprit de ces Médecins. *On* ne leur ſuppoſoit apparemment pas d'autres vues que la recherche de la vérité, & croyoit cette vérité démontrée par les obſervations: *on* avoit raiſon en ceci, en cela on avoit tort. (17).

Tel étoit clairement le ſentiment de l'Auteur , c'eſt pourquoi il ajoute, *& mettroit en contradiction avec eux-mêmes ceux qui n'auroient point reconnu ce défaut.* M. Retz lui-même , qui connoît ſes critiques , auroit eu

---

(17) Il eſt vrai , Meſſieurs, que votre rapport ne dit point *qu'il y avoit un défaut évident de conformation* ; mais vos obſervations le prouvent. On demande à quelques-uns d'entre vous, ſi , lorſqu'ils ſe ſont dit les amis de Mr Retz , ſi , tandis qu'ils ſe diſent encore tels, il doit plutôt en croire ces légères paroles , que les tracaſſeries qu'ils vous excitent ſans ceſſe à lui ſuſciter depuis plus de 4 ans qu'il a l'honneur d'être parmi vous; mais dont il eſt peu affecté.

peine

peine à se persuader qu'ils eussent passé sur la honte de se contredire pour se donner le plaisir de contester.

XXII. *OBSERVATION.*

Même page, lig. 20. *Quoi on portera le scapel à travers tous les tégumens, & cette Manœuvre s'exécutera sans accident?*

Quoi, Messieurs, vous êtes assez peu au fait des opérations de chirurgie, pour ne pas sçavoir qu'on porte non-seulement le scapel, mais encore le couteau courbe, la scie, &c. & que non-seulement on coupe des tégumens, on sépare deux os unis par un cartilage; mais encore qu'on tranche les muscles, les nerfs, les artères, & qu'on scie le corps des os des jambes, des cuisses, déja *mal traitées*, &c?

Il est vrai que ces opérations ne sont pas toujours suivies de succès. Vous n'êtes peut-être point accoûtumés à ce triomphe; mais M. Lescardé en jouit. Tout le monde peut voir un jeune homme de 22 ans, du Village de St. Eloy, auquel il a fait l'amputation de la cuisse, sans pour ainsi dire qu'il s'en soit suivi d'accident. Ce coup de maître lui a mérité la confiance de plusieurs personnes distinguées.

XXIII. *OBSERVATION.*

Même page, ligne 32. *Nous passons à dessein toutes les circonstances qui ont suivi cette opération, nous ne sommes pas curieux d'apprendre si le lendemain cette femme s'est tenue sur ses jambes, si son opération a été douloureuse, ce n'est pas la question.*

A dessein, Messieurs, il est malheureux qu'on soit forcé à le croire. Et ce dessein prouve que votre omission n'est pas au grand détriment des progrès de l'art. Cependant vous auriez pu espérer, en vous occupant de ces choses, qui étoient positivement l'objet de la question, de mériter favorablement du genre humain, & de vous concilier les personnes sensées qui n'ont vu en vous que des détracteurs inutils. Pour M. Retz, ce n'est pas sa faute s'il n'a pu vous faire entrer dans ses vues.

XXIV. *OBSERVATION.*

Page 14, lig. 1. *Le quatriéme jour après l'opération les lochies se supprimerent. Voilà par exemple un fait qui nous paroît très vrai-*

semblable. M. Retz, osera-t-il assurer que l'opération n'y fut pour rien? Nous le défions de nous le démontrer.

On ne défie pas ceux qui parlent ainsi, de démontrer le contraire, quoiqu'ils n'en ayent rien vu ; on se contente de les en juger capables. Après avoir décidé ce qu'il auroit fallu faire dans une circonstance qu'ils ne pouvoient se représenter, ç'auroit été faillir, que de ne pas tirer aussi solidement un prognostic de ce qui avoit été fait contre leur avis (19).

XXV. *OBSERVATION.*

Ce douziéme trait contraire à la vérité se trouve à la même page, lig. 13. *La corruption avoit gagné même plus de deux pouces à la partie supérieure des cuisses.* XII. Trait contraire à vérité

Il faut bien que cette nouvelle gangrene

(19) Cette phrase de l'Ecrivain finit par un jeu de mots fort joli ; *le ventre se météorisa, si M. Retz vouloit nous dire tout, il conviendroit qu'il a apperçu ce météore.* Il falloit *météorisme* (*sauvages nosologia methodica, tom 1. pag. 478*) un météore est un objet de Physique ; on appelle ainsi les corps aqueux ou ignés qui se forment dans l'atmosphere. Si les Médecins qui ont desiré d'écrire, l'avoient fait eux-mêmes, on leur rend la justice de croire qu'ils n'auroient pas placé une trombe ou un feu follet dans le ventre d'une femme nouvellement acccouchée.

blesse la vérité. 1°. Puisque je n'ai point vû le cadavre en cet état, 2°. puisque les Médecins n'en ont pas parlé dans leurs observations, 3°. puisqu'ils n'en ont pas fait mention dans leur rapport. Car, il faut sçavoir ce que c'est qu'un rapport. Cette gangrene posthume seroit-elle un fruit de la générosité de leur plumiste ?

XXVI. *OBSERVATION.*

111. contradiction. Vous niez, même page, ligne 22. *Que j'aye demandé l'ouverture du cadavre en présence de tous les Médecins & Chirurgiens de la Ville.*

Accordez cela avec ce que vous avez dit page 2, lig. 16. *Telle est la question sur laquelle MM. Retz & Lescardé ont voulu faire prononcer les corps des Médecins & Chirurgiens d'Arras.* Vous finissez aussi par une Priere à M. Retz, *de ne plus mettre dans la suite sous les auspices de deux corps seuls juges en cette matiere, &c.* M. Retz a en effet bien le dessein de faire taire une autrefois son zèle, s'il doit vous être confié de l'apprécier ; car pour me juger, cela est impossible.

XXVII. *OBSERVATION.*

Page 15, ligne 6. *Nous proteſtons que nous n'avons porté aucun jugement ſur la maniere dont l'opération a été faite.*

A ce trait qui peut s'empêcher de reconnoître la morgue, que devroit faire une héroïne de théâtre, qui repréſenteroit l'envie preſſée par la dure néceſſité d'accorder pour la premiere fois un applaudiſſement (20).

Ces lignes ſuivantes; *quand M. Retz nous l'a demandé, nous lui avons répondu que nous n'en ſçavions rien*, font l'éloge de ceux qui ont répondu : s'ils avoient eu à faire un rapport juridique au lieu d'une obſervation amicale, la juſtice auroit trouvé en eux d'admirables reſſources.

XXVIII. *OBSERVATION.*

Même page, lig. 14. *Oh! pour le coup,*

---

(20) Mais, M. *de Larſé*, ſe trouve ici compromis d'une maniere fâcheuſe, lu qui ſigne avec les autres, *nous proteſtons*, &c. Et auquel je dois la juſtice de dire qu'il a répété pluſieurs fois à M. Leſcardé, que ſon opération étoit bien faite. Six autres perſonnes de l'aſſemblée, diront qu'elles l'ont entendu. Comment M. *de Larſé*, ſe tirera-t-il de-là? Je vais répondre pour lui : M. Leſcardé n'eſt point Médecin, ainſi il étoit poſſible que M. *de Larſé* l'applaudit.

nous ne pouvons nous défendre d'un ſentiment d'indignation !

On fait cette exclamation au ſujet de la répétition du texte de l'Obſervation XXI. En reliſant cette Obſervation, on reverra ſi l'exclamation eſt fondée. L'aimable Montagne n'aimoit pas les déclamateurs de cette trempe. Il les appelloit » des faiſeurs de » grands ſouliers, pour de petits pieds ».

XXIX. *OBSERVATION.*

XIII. Trait contraire à la vérité.

Page 16, ligne 5. *Il s'enſuit de ſon calcul & du nôtre, que le baſſin étoit mal conformé.*

Cette concluſion eſt fauſſe par mon calcul, elle eſt fauſſe par le calcul des perſonnes déſintéreſſées, elle eſt fauſſe par le calcul de ceux-mêmes qui la produiſent. Voyez nos leçons anatomiques précédentes, & les ſentimens des Auteurs cités, qui n'avoient aucun intérêt à faire trouver les Médecins d'Arras en contradiction avec eux-mêmes, quand il leur plairoit de nier un vice évident de conformation.

XXX. *OBSERVATION.*

Même page, lig. 11. *M. Retz devroit*

prouver que l'excès d'une tête ſur le détroit eſt une raiſon pour opérer ; nous l'avons déjà défié de nous perſuader cette nouveauté.

Si de tels défis, Meſſieurs, étoient capables d'éloigner M. Retz, de ce qu'il doit à la bienſéance, il ne vous perſuaderoit peut-être pas, mais il prouveroit à tout le monde par des faits ce que vous lui demandez avec tant d'aigreur ; mais ne craignez point ſon indiſcretion. Il dit ſeulement que l'excès d'une tête ſur le détroit eſt tellement une raiſon nécéſſaire pour opérer qu'on ſe croit fondé à pratiquer cette opération recommandée par Dionis, & familiere à un de ſes critiques, M. *Durand*, ex-Chirurgien-major en ſurvivance, laquelle conſiſte à tirer l'enfant par les crochets, qu'il ſoit mort ou qu'il ſoit vivant (21).

---

(21) Ce trait d'eſprit qui eſt parfaitement le pendant du *météore*, ne veut point être oublié. On dit que *la mauvaiſe conformation de la tête ne fait pas la mauvaiſe conformation du baſſin*, *& qu'il faudroit l'avoir mal conformée* (la tête) *pour voir autrement.*

Tels ne ſont pas les traits d'eſprit recommandés par Boileau dans ſon art poëtique : Eſope avec ſa tête *mal conformée* & tout ſon corps contrefait, apprendroit à l'écrivain s'il pouvoit revivre auprès de lui, que ſans avoir la tête *mal organiſée*.... : Il ne m'appartient pas de juger ſon ouvrage. Mais le public qui a vu le témoignage de la confiance des Médecins d'Arras, n'a point reconnu celui de leur diſcernement.

XXXI. *OBSERVATION.*

Même page, lig. 21. *Puiſque M. Retz nous force à parler de M. Sigault.*

Tout ce que ces Meſſieurs diſent de M. Sigault, n'eſt qu'un tiſſu d'épigrammes ridicules qui rejailliſſent injuſtement ſur un homme diſtingué par plus d'une ſcience, (car tout le monde ne ſait pas de quels importans ſervices on eſt redevable à ſes connoiſſances Phyſiques) & qui n'a pas mérité la ſortie des Médecins & Chirurgiens d'Arras; à la vérité je crois qu'il en ſera peu bleſſé: un coloſſe n'eſt point affecté de ce qu'il écraſe un atôme. Il pourra dire ce qu'un poëte indien diſoit des poëtereaux ſes envieux: » qu'importe au prince mon maître, » quand il navige délicieuſement ſur la mer » dont-il eſt fils, que les ſouris du fond de » cale ne ſoient point à leur aiſe dans ſon » Vaiſſeau »

XXXII. *OBSERVATION.*

V. Inconſéquence. Même page, lig. 29. *Pour nous, nous avons vu, &c. Nous avons conteſtés, & nous conteſtons à M. Retz, que ce grand espace soit l'effet de la section. Nous croyons avoir deviné le mot de l'énigme.*

Ce mot *qu'après la section de la symphise, M. Retz aura aidé par des efforts la séparation*, seroit, si on l'avoit lâché, un trait d'ignorance quant au fond ; car le volume de l'enfant n'étoit-il pas dans cette circonstance le coin le plus efficace qu'il eut été possible d'employer ? Quant au but de ceux qui l'auroient lâché, il eut été une atrocité : Que penseroit-on de ceux qui accuseroient un Chirurgien, qui auroit fait malheureusement l'opération du trépan, d'avoir blessé le cerveau de dessein prémédité ?

Comment, Messieurs, vous n'avez vu qu'un moment une très-petite partie d'un cadavre, vingt-quatre heures après la mort du sujet, & vous prétendez sçavoir ce qui s'est passé pendant cinq jours avant cette mort ? Il semblera que vous copiez ce suédois, qui, ayant passé un quart d'heure au sénégal, & n'ayant vu que des françois dans nôtre comptoir, mit sur ses tablettes » observez qu'il n'y a plus de nêgres en Affrique ». (22)

(22) On doit trouver ici une chose, bien plus merveilleuse, c'est que ces Médecins persuadés apparemment qu'il suffit d'ê-

XXXIII. *OBSERVATION.*

VI. Inconséquence. Page 17, ligne 9. *Nous croyons devoir avertir le public, que cette opération pratiquée sur le cadavre, ne donne le plus souvent aucun écartement.*

On a toujours craint de se compromettre, quand on a été incité à conclure des opérations faites sur les cadavres à celles qui se font sur les personnes vivantes ; à plus forte raison a-t-on lieu de craindre s'il s'agit d'une opération qui est à faire seulement aux femmes enceintes dont les enfants s'efforcent de sortir, & sur-tout quand on n'a fait, ni vu faire aucune des opération dont on raisonne,

---

tre nombreux pour avoir raison & *emboucher la trompette* avec succès, ont obtenu du docile M. *Duruth*, Doct. Médecin, qui n'étoit point à l'ouverture du cadavre, qu'il signât comme les autres. *Nous avons, vu..... Nous avons contesté..... Nous nous transportâmes...... Nous dressâmes.*

Bien différent en cela de ses adversaires, M. Retz, n'a même pas recours à l'autorité de cinq personnes de l'art, & distinguées par leur mérite, qui étoient présentes à l'ouverture du cadavre & ont été convaincues qu'il y avoit un vice évident de conformation dans le bassin. Ce sont MM. *Reboulh*, Docteur en Médecine de la faculté de Montpellier, *Hoyer*, Lieutenant de M. le premier Chirurgien du Roi, & Chirurgien-Major du Régiment de Royal-Normandie Cavalerie, & trois Maîtres Chirurgiens de cette Ville, dont l'un est le Doyen du Corps, & un autre le plus ancien ensuite, lesquels n'ont signé, ni le rapport, ni le Mémoire critique des Médecins & Chirurgiens,

ni ſur les femmes enceintes, ni ſur d'autres perſonnes vivantes, ni ſur les cadavres. Il n'y a pas lieu de douter que les Médecins d'Arras ſont fondés dans cet avertiſſement ſur l'opinion du M. Louis [23].

---

[23] Extrait d'une lettre de M. Sigault, Médecin accoucheur aux Auteurs du Journal de Paris, 20 May 1778.

M. Conſignez je vous prie, trois nouveaux ſuccès de l'opération de la ſymphiſe ; ainſi voilà déjà cinq meres & leurs enfans dont la perte des uns ou des autres étoit certaine, ſauvés par cette opération. Au lieu de déclamer contre elle & d'en injurier l'Auteur même en ſtyle Académique [1] ne feroit-il pas plus généreux aux gens de l'art de la méditer, de la pratiquer, &c.

[1] *M. Louis, dans la ſéance publique de la rentrée de l'Académie de Chirurgie de pâques dernier, s'eſt paſſablement permis des ſarcaſmes, contre l'opération & l'inventeur de la découverte ; on a admiré ſur-tout ſes démonſtrations ſur des baſſins décharnés pour prouver l'inutilité de la ſection, comme ſi l'on pouvoit conclure par la nature morte des effets de la vivante, & voilà comme on raiſonnera toujours à faux, tant qu'on n'étudiera pas aſſez les faits ſur des corps animés.*

La ſuite de cette lettre de M. Sigault, contient 1°. un extrait d'une Lettre écrite à M. de Caumartin, Intendant de Flandres, par M. Retz & Leſcardé, & communiquée par ce Magiſtrat, à M. Sigault.

2°. Des extraits de pluſieurs lettres de M. Gambon, Chirurgien accoucheur à Mons.

3°. Un extrait d'une lettre de Spire, de M. Nagel, Chirurgien attaché au Prince.

Ces Trois articles ſont la narration de trois opérations de la ſymphiſe faites avec ſuccès ; à la vérité celle d'Arras a été ſuivie cinq jours après, d'un accident qui a preſque toujours enlevé les femmes en couche du nombre des vivans, M. Retz, avoit eu l'honneur de faire part le 29, à M. l'Intendant, de ce

Cela eſt prouvé d'ailleurs par l'appui réciproque que M. Louis cherche à tirer pour ſon opinion, du mémoire des Médecins d'Arras. Ce Chirurgien qui a réellement acquis quelque célébrité, peut-il avoir eu beſoin pour la ſoutenir, d'entrer dans la paſſion de ceux-ci, & de ſe rendre complice avec eux de trois contradictions, ſix inconſéquences; quatorze menſonges & d'avouer ſix fautes eſſentielles contre les régles de l'Anatomie; c'eſt cependant ce qu'il a fait, par une lettre qui eſt inſérée dans la derniere feuille du

---

prognoſtic fâcheux, qu'il étoit obligé de tirer de la ſuppreſſion des lochies. La ſection avoit été faite le 24.

Dans une ſeconde lettre de M. Sigault, aux mêmes (Journal du 7 Avril) il dit : » par ma lettre inſérée dans nôtre » N°. 305, de l'année derniere, j'ai annoncé au public que » je répondrois à toutes les déclamations faites contre l'opération de la ſymphiſe, par des faits ſi précis, qu'ils reſteroient ſans replique ».

» Comme la guériſon complette de la femme Souchot, » qui ne ſe reſſent abſolument plus d'incommodité quelconque, » ſans écoulement d'urine, &c. n'a pas paru un fait aſſez convainquant aux faiſeurs de brochures & d'expériences, ſur des » cadavres froids & des machines de fer, en voici un, qui » m'arrive du fond de la Baſſe-Bretagne, qui prouvera j'eſpere » combien la nature ſe moque des mauvais raiſonneurs & de » leurs expériences ſur des corps inanimés ». Suit une lettre écrite à M. Sigault, par M. *Deſprés de Menmeur*, maitre en Chirurgie, &c. à S. Paul de Léon, du 23 février 1778. Cette lettre contient la narration du ſuccès le plus complet & le plus frappant de la ſection de la ſymphiſe, puiſqu'un mois après l'accouchée fit ſeule à pied un voyage d'une lieue.

Journal de Paris, où je parois avoir mérité l'honneur d'exciter vivement ſa bile.

Omne animi vitium tantò conſpectius in ſe
Crimen habet quantò major, qui peccat habetur.

JUVENAL.

Je ne reproche pas à M. Louis de m'accuſer de mauvaiſe foi, ſon grief eſt ſans fondément; mais quand il aura lu ces obſervations, je veux qu'il convienne qu'un *jeune Médecin*, pourroit être fondé à lui trouver l'eſprit un peu credule, le Jugement un peu léger.

Je n'attaque point les connoiſſances de M. Louis, je les crois de la plus grande étendue; c'eſt pourquoi je dis qu'avec moins de cet eſprit de ſyſtême qu'il me reproche encore, & un peu plus de réflexion, il auroit trouvé qu'il étoit de ſa célébrité de relever les erreurs des Médecins dont il ſe déclare le Mécène, ce qui lui auroit été auſſi aiſé qu'il le fut autrefois à Zenon, de refûter ce philoſophe qui nioit le mouvement, en marchant devant lui.

XXXIV. *OBSERVATION.*

Pag. 18, lig. 1. *D'ailleurs cet écartement des os pubis a-t-il pu ſe faire ſans un déchi-*

rement du tiſſu cellulaire qui unit la veſſie à la face interne de cet os.

Ne vous êtes-vous pas, Meſſieurs, confirmés dans l'opinion contraire à ce doute ultérieur ? où bien n'avez vous omis les circonſtances de vos obſervations, que pour avoir le droit d'en inſinuer de fauſſes ? Non, le déchirement dont vous parlez n'a pas eu lieu, demandez s'il peut avoir lieu à Mrs. Sigault, Gambon, Nagel & de Menmeur ; déclarez le vous-mêmes, vous qui avez vu la ſonde introduite dans la veſſie ſaine & entiere par M. Leſcardé, après les efforts inutils de M. Arrachart, pour enfiler le canal de l'urethre. (24).

XXXV. *OBSERVATION.*

Même page, lign. 12. *Nous ne ſçavons*

---

(24) La derniere note, Meſſieurs, ſur votre ouvrage à la quelle je veux m'arrêter, a pour objet votre jugement raiſonnable & mûr, [pag. 18, lig. 22.] ſur cette queſtion, *l'opération de la ſymphiſe eſt-elle utile ou préjudiciable au bien public ?* vous dites : *nous promettons une réponſe déciſive à cette queſtion, quand, &c.* Quelle diſtraction ! vous l'avez accordée cette réponſe avant de la promettre : [pag. 17, derniere ligne] *: l'opération eſt affreuſe, elle n'eſt pas utile, elle eſt funeſte au genre humain.* Le public & M. Louis lui-même, qui ont jugé votre capacité, vous dégagent de votre promeſſe pour une nouvelle déciſion.

pas ſi l'opération a été bien ou mal faite, ſi elles eu des ſuites facheuſes nous n'en ſçavons rien.

On l'a vu, Meſſieurs, que vous ne ſçavez rien ; ainſi quand on ne ſçait rien, & qu'on eſt prudent, on ſe tait, autrement on devient impudent, & on n'accuſe pas gratuitement, ou autoriſé ſur ſon ignorance, un homme préſent & qui ſait, de déplacer les époques, [pag. 14, lig. 7,] & d'avoir fait des choſes auxquelles il n'a pas penſé.

Mais quand on ajoute : *Nous prions M. Retz de ne pas nous forcer à ſçavoir quelque choſe ſur la cauſe de la mort*, on employe une réticence criminelle, & en inſinuant une méchanceté, on court riſque d'être mis au rang des monſtres de la Société.

M. Retz ſent trop que cette diffamation ne peut-être pernicieuſe que pour le diffamateur, pour qu'elle excite en lui d'autre ſentiment que le mépris. Hélas! les accidens ſi fréquens qui enlevent de cette vie, les malheureuſes victimes de la propagation de l'eſpèce humaine, n'ont pas beſoin d'être expliqués par des crimes.

Plaignons l'aveuglement des Médecins & Chirurgiens d'Arras, gémiſſons ſur la décadence prochaine des prérogatives, dont ils ſont cependant ſi jaloux de jouir dans leurs Profeſſions ; oui, Meſſieurs, ſi vous continués vos inimitiés mutuelles, qui vous ont déjà fait perdre en partie, la confiance des ames honnêtes, vous verrez, il n'en faut pas douter, l'autorité que vous avez d'agir ſelon vos lumieres pour guérir, ne paſſer que pour un droit uſurpé, le public, à votre exemple, vous accuſer d'homicide toutes les fois que vous n'aurez pas été heureux, vous verrez peut-être le juge intervenir pour prendre connoiſſances de vos mauvais ſuccès, & la loi ſoupçonner juſques dans le bien que vous ferez, le mal que l'aſſaſſin médite ; & vous, vous exiſterez plus malheureuſement entre-vous que dans une caverne de brigands, & vous ſerez plus dangéreuſement ſoumis aux cenſures de vos confreres que l'eſclave de Denis le Tyran ſous le glaive qui étoit ſuſpendu avec un cheveu au deſſus de ſa tête. (25).

RETZ.

---

(25) Après cela, Meſſieurs, *Willemetz*, *Duruth*, *Haſard*, *Delecourt*, *Beauvais*, *Tourſel*, *Blondel*, *Taranget*, *fils* ..... *Durand*, *Arrachart*, &c. ayans à votre tête *M. de Larſé*, Licentié de l'Univerſité de Douay, & Médecin de l'Hôpital Militaire, s'il vous prend fantaiſie d'écrire ou de ſigner des

M.

M. RETZ

A SES CONFRÈRES.

O mes amis, vivons en citoyens;
C'est le parti, croyez moi qu'il faut prendre,
Chérissons-nous, soyons justes, chrétiens,
On ne sçait pas à quoi l'on doit s'attendre.
Quand du public l'objet de tous nos soins
Nous aurons bien lassé la patience,
Par nos discours, nos cris, notre arrogance,
Que contre nous mille & mille témoins,
De nos débats trop crédules victimes
Auront porté chez les morts de nos crimes
En décédant le vrai certificat;
A notre tour nous descendrons là-bas.

écritures, soit ensemble, soit chacun en particulier, & que vos mémoires ne soient pas fondés sur de meilleurs & de plus véritables moyens, que ceux qui ont servi de base, & à votre premier écrit & à la lettre de M. Louis, recevez d'avance ici mon unique réponse.

Quos ratio non restituit, temeritas adjuvat.

Nam male feriatorum, otiosorum, imperitorum, invidorum & iracundorum culpâ id editum fuisse comperiet, qui sedulus, studiosus veri & iracundiæ purus, rem perspexerit.

HECQUET, *Prolouqium de purgand. Medicin.*

Lors, que feront tous nos fujets de haine ?
La fource hélas! d'une éternelle peine,
Et de regrets de n'avoir profités
De notre état que pour être damnés!
Dans notre union, vous le fçavez, nos frères
Ont de tout temps mis leur plus fur efpoir,
Nous les trompons, rédoutons le pouvoir
Du Dieu vengeur qui punit les fauffaires.
Que l'envie pour la derniere fois
Sous les rayons de la premiere aurore,
Emporte ailleurs loin de notre Epidaure *
Tous fes poifons, fes ferpens fes carquois!
Tels font mes vœux, amis, s'ils font les vôtres,
Embraffons-nous & qu'enfin pour jamais
Nous trouvions dans une douce paix
Notre falut & la fanté des autres.

---

* Epidaure étoit une Ville du Peloponèfe fameufe par le culte qu'on y rendoit à Efculape, Dieu de la Médecine.

www.ingramcontent.com/pod-product-compliance
Ingram Content Group UK Ltd.
Pitfield, Milton Keynes, MK11 3LW, UK
UKHW022137190726
13855UKWH00003B/1184

9 782013 049924